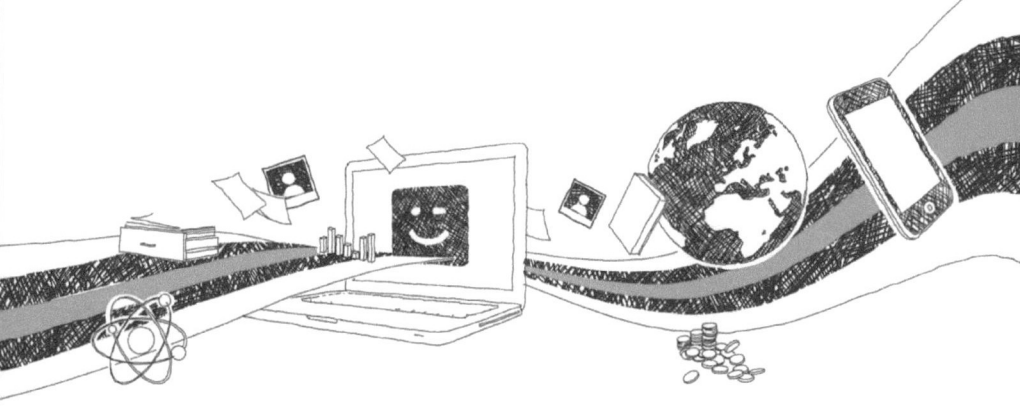
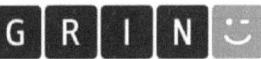

Sebastian Sauer

Hospital Readmissions - Ein adäquater Indikator der stationären Versorgungsqualität

Limitationen tracerspezifischer Auswertungsansätze mit Sekundärdaten (GKV-Routinedaten)

GRIN Verlag

Bibliografische Information der Deutschen Nationalbibliothek:

Die Deutsche Bibliothek verzeichnet diese Publikation in der Deutschen National-
bibliografie; detaillierte bibliografische Daten sind im Internet über http://dnb.d-
nb.de/ abrufbar.

Impressum:

Copyright © 2010 GRIN Verlag GmbH
Druck und Bindung: Books on Demand GmbH, Norderstedt Germany
ISBN: 978-3-640-76050-3

Dieses Buch bei GRIN:

http://www.grin.com/de/e-book/162324/hospital-readmissions-ein-adaequater-
indikator-der-stationaeren-versorgungsqualitaet

GRIN - Your knowledge has value

Der GRIN Verlag publiziert seit 1998 wissenschaftliche Arbeiten von Studenten, Hochschullehrern und anderen Akademikern als eBook und gedrucktes Buch. Die Verlagswebsite www.grin.com ist die ideale Plattform zur Veröffentlichung von Hausarbeiten, Abschlussarbeiten, wissenschaftlichen Aufsätzen, Dissertationen und Fachbüchern.

Besuchen Sie uns im Internet:

http://www.grin.com/

http://www.facebook.com/grincom

http://www.twitter.com/grin_com

Hospital Readmissions – Ein adäquater Indikator der stationären Versorgungsqualität?

Limitationen tracerspezifischer Auswertungsansätze mit Sekundärdaten (GKV-Routinedaten)

Hospital Readmissions – An appropriate indicator for the quality of inpatient care?

Limited tracer specific approaches of secondary data analysis (SHI-routine data)

Hausarbeit

Universität Bremen

Fachbereich 11 – SoSe2010

Studiengang: M.A. Public Health/Pflegewissenschaften

eingereicht von: Sebastian Sauer

eingereicht am: 09.08.2010

Inhaltsverzeichnis

Abbildungsverzeichnis

Tabellenverzeichnis

Einleitung

Während in den USA und in Großbritannien bereits seit den letzten Jahrzenten die extern vergleichende Qualitätssicherung mittels Routinedaten entwickelt worden ist, so wird in Deutschland erst seit 2005 intensiver darüber diskutiert (vgl. Schwartze & Lüngen 2008). Ein besonderer Fokus bei der Messung und dem Vergleich der medizinischen Versorgungsqualität besteht in der Abbildung der einrichtungsübergreifenden stationären Ergebnisqualität, die nach § 135 u. 137 SGB V in Deutschland eingeführt worden ist. Zur potentiellen Darstellung der stationären Ergebnisqualität werden aktuell die Indikatoren Mortalität, Wiederaufnahmen, Revisionsraten und andere typische Komplikation genannt (vgl. Heller et al. 2008). Bei der Darstellung der zuvor genannten Indikatoren besteht eine große Uneinigkeit darüber, ob Primärdaten, wie die von der ÄZQ erhoben werden, oder ob Sekundärdaten, die primär zur Abrechnung verwendet werden (GKV-Routinedaten), besser dafür geeignet seien, um einen Vergleich der Ergebnisqualität adäquat abbilden zu können (vgl. Zorn 2007).

Aus Public Health-Perspektive nimmt die zunehmend sektorenübergreifende externe Qualitätssicherung in Deutschland aufgrund der gesetzlichen Implementation einen zentralen Stellenwert bei der Entwicklung geeigneter Auswertungsansätze und bei der Messung der vergleichenden stationären Versorgungsqualität mittels GKV-Routinedaten ein. Ferner könnte der Anreiz für Krankenkassen und Krankenhäuser darin bestehen, dass vergleichende Qualitätsindikatoren aus Routinedaten zur späteren Vertragsgestaltung (Pay-for-Performance) genutzt werden (vgl. Schwartze & Lüngen 2008).

In dieser Arbeit soll deshalb der Frage nachgegangen werden, *ob sekundärdatenermittelte (GKV-Routinedaten) Wiederaufnahmeraten einen adäquaten Indikator der stationären Versorgungsqualität darstellen und ob diese in Zukunft für einen Ergebnisqualitäts- und Vertragswettbewerb für Krankenhäuser und Krankenkassen, sowie zur nutzensteigernden Informationsgestaltung für Patienten[1] genutzt werden könnten?*

---

[1] In dieser Arbeit wird zur besseren Lesbarkeit in der Regel die männliche grammatische Form verwendet. Frauen sind aber in gleicher Weise gemeint und angesprochen.

Hierzu wird im ersten Kapitel die Bedeutung der stationären Krankenhausversorgung und der externen stationären Qualitätssicherung für Deutschland
vorgestellt, bevor im zweiten Kapitel die verschiedenen Typen von Wiederaufnahmen anhand von Beispielen dargestellt werden. Im Anschluss (Kap.3)
werden die in der wissenschaftlichen Literatur am häufigsten diskutierten Vor-
und Nachteile einer Verwendung von Sekundärdaten (GKV-Routinedaten) zur
Messung der stationären (Ergebnis-) Versorgungsqualität erläutert. Das vierte
Kapitel beschreibt die bisher diskutierten Auswertungsansätze zur Ermittlung
der stationären Wiederaufnahmeraten, die im Zusammenhang mit der stationären Ergebnisqualität stehen sollen, anhand der verschiedenen Wiederaufnahmetypen. Bei der Vorstellung der verschiedenen Auswertungsansätze
wird explizit der tracerspezifische Ansatz nach dem AOK-Bundesverband et
al. (2007) ausführlicher im Kontext ausgewählter internationaler Studiener-
gebnisse aus den USA und Großbritannien bewertet. Im fünften Kapitel werden die Methoden des tracerspezifischen Auswertungsansatzes kritisch mittels definierter Faktoren diskutiert und mögliche Limitationen im Zusammenhang mit den zuvor aufgeführten Nachteilen einer Verwendung von Sekundärdaten zur Messung der stationären Ergebnisqualität aufgezeigt. Abschlie-
ßend erfolgen im sechsten Kapitel eine Zusammenfassung der Ergebnisse
und ein Ausblick über die mögliche Weiterentwicklung und Verwendung des
tracerspezifischen Auswertungsansatzes zur Nutzung von Pay-for-
Performance-Ansätzen innerhalb des vergleichenden Qualitäts- und Vertragswettbewerbs.

1. Bedeutung der stationären Krankenhausversorgung und der externen stationären Qualitätssicherung in Deutschland

Das erste Kapitel soll den Stellenwert der stationären Krankenhausversorgung anhand von statistischen Kennzahlen sowie der externen stationären Qualitätssicherung mittels Richtlinien über Maßnahmen der Qualitätssicherung in Krankenhäusern des Gemeinsamen Bundesausschuss in Deutschland hervorheben.

1.1. Stationäre Krankenhausversorgung

Im Jahre 1991 waren 2.411 Krankenhäuser an der stationären Versorgung in Deutschland beteiligt. Bis 2008 ist die Anzahl auf 2.083 gesunken (-328) und mit ihr auch die Zahl der aufgestellten Betten je 100.000 Einwohner. Von 1991 (832) bis 2008 (613) sanken diese um 219 aufgestellte Betten je 100.000 Einwohner. Desweiteren ist die durchschnittliche Verweildauer je Patient von 14,0 Tagen des Jahres 1991 auf 8,1 Tage im Bundesmittel bis 2008 abgesunken (-5,9 Tage). Seit 1991 hat sich damit die Anzahl der Krankenhäuser der stationären Versorgung, der aufgestellten Betten je 100.000 Einwohner und die durchschnittliche Verweildauer je Patient in Deutschland bis 2008 kontinuierlich verringert (siehe Abb.1) (vgl. Statistisches Bundesamt 2010).

Die absoluten Fallzahlen je 100.000 Einwohner haben sich hingegen von 1991 (18.224) bis 2008 (21.334) um 3.110 Fälle erhöht (siehe Abb.2). Das bedeutet, dass mehr Krankenhausfälle in weniger Krankenhäusern, mit weniger aufgestellten Betten je 100.000 Einwohner und aufgrund einer verringerten durchschnittlichen Verweildauer stationär behandelt wurden. Zudem sind die durchschnittlichen Kosten je Krankenhaus (in 1.000 €) und die durchschnittlichen Kosten je Behandlungsfall (in €) fortdauernd angestiegen. Während im Jahr 1991 durchschnittlich knapp 15,5 Millionen € Kosten pro Krankenhaus angefallen sind, haben sich diese bis zum Jahr 2008 auf 30,3 Millionen € fast verdoppelt. Auch die durchschnittlichen Behandlungskosten haben sich von 1991 (2.567 €) bis 2008 (3.610 €) um knapp 41% erhöht (vgl. Statistisches Bundesamt 2009; 2010).

3

Abb.1: Absolute Veränderung der Anzahl der Krankenhäuser, der aufgestellten Betten je 100.000 Einwohner und der Ø Verweildauer je Patienten in Tagen von 1991 bis 2008 in Deutschland.

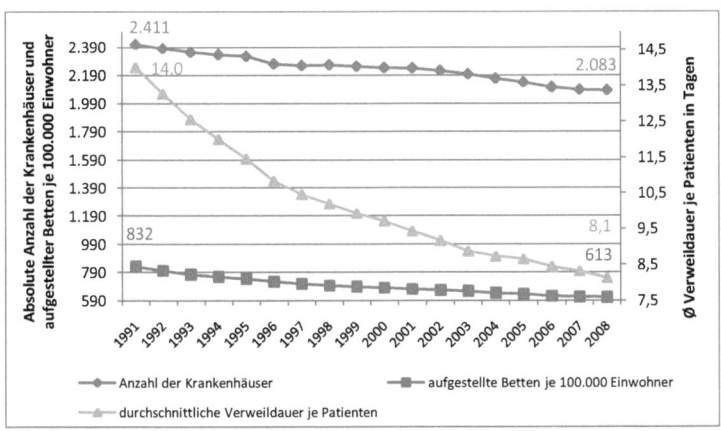

Quelle: Eigene Darstellung nach Daten des Statistischen Bundesamtes (2010).

Abb.2: Absolute Veränderung der Fallzahlen je 100.000 Einwohner, der Ø bereinigten Kosten je Krankenhaus in 1.000 € und der Ø bereinigten Kosten je Behandlungsfall in € von 1991 bis 2008 in Deutschland.

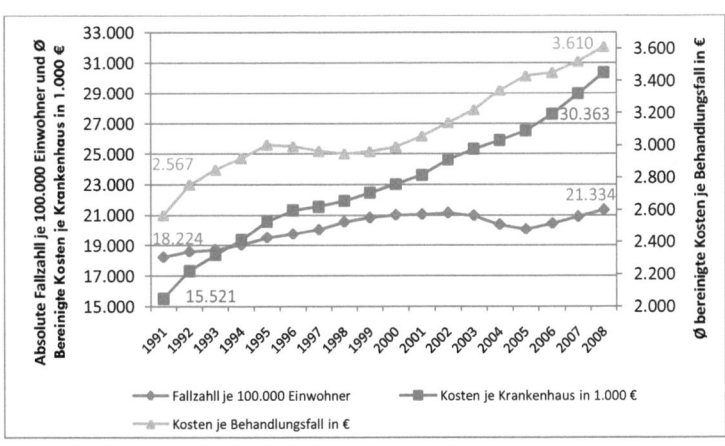

Quelle: Eigene Darstellung nach Daten des Statistischen Bundesamtes (2009; 2010).

Insgesamt beliefen sich die Gesundheitsausgaben von Krankenhäusern im Jahre 2006 auf rund 63,9 Mrd. € (siehe Anhang-Abb.1). Damit sind anteilig rund 26% der Gesundheitsausgaben, von allen Einrichtungen im Gesundheitswesen (245 Mrd.), auf Krankenhäuser zurückzuführen. Von 1995 bis 2006 haben sich die Ausgaben aufgrund der stationären Krankenhausversorgung um 12,8 Mrd. € erhöht. Von der Ausgeberhöhung aller Einrichtungen in Höhe von 58,5 Mrd. € sind folglich ca. 22% der stationäre Krankenhausversorgung zuzuschreiben (vgl. Müller & Böhm 2009). Damit nimmt die stationäre Krankenhausversorgung eine zentrale Rolle bei der Versorgung der Bevölkerung sowie bei den Gesundheitsausgaben in Deutschland ein.

Wie viel Prozentpunkte der gesamten Ausgaben infolge von Wiederaufnahmen in Deutschland erfolgen ist nicht bekannt. Für den National-Health-Service (NHS) in England werden die anteiligen Kosten auf bis zu 60% der Gesamtausgaben geschätzt (vgl. Hasan 2001).

1.2.   Externe stationäre Qualitätssicherung

Gemäß § 137 Abs. 1 SGB V in Verbindung mit § 135a SGB V sind die nach § 108 SGB V zugelassenen Krankenhäuser[2] zu Maßnahmen der Qualitätssicherung verpflichtet. Der Gemeinsame Bundesausschuss (G-BA) beschließt in seiner Richtlinie die zu dokumentierenden Maßnahmen, die der vergleichenden Qualitätssicherung unterliegen. Für das Erfassungsjahr 2010 sind insgesamt 30 ausgewählte Leistungen verpflichtend zu dokumentieren. Ziel der gesetzlich vorgeschriebenen Qualitätssicherung ist es vorhandene Qualitätsdefizite aus einzelnen Leistungsbereichen systematisch zu identifizieren, eine Unterstützung des systematischen, kontinuierlichen und sektorenübergreifenden internen Qualitätsmanagements im Krankenhaus darzustellen, eine Vergleichbarkeit von Behandlungsergebnissen herzustellen und die Qualität von Krankenhausleistungen zu sichern. Bei der Sicherstellung der Qualität von Krankenhausleistungen sollen nicht nur Struktur- und Prozess-

---

[2]   Zugelassene Krankenhäuser nach § 108 SGB V sind Hochschulkliniken im Sinne des Hochschulbauförderungsgesetzes, Krankenhäuser die im Landeskrankenhausplan aufgenommen sind und Krankenhäuser, die einen Versorgungsvertrag mit den Landesverbänden der Krankenkassen und -Ersatzkassen abgeschlossen haben (vgl. SGB V).

qualität im Fokus stehen, sondern darüber hinaus auch die Ergebnisqualität (vgl. G-BA 2009).

Mit der verpflichtenden Dokumentation für ausgewählte Leistungsbereiche hat die externe stationäre Qualitätssicherung einen festen Stellenwert bei der vergleichenden Qualitätsüberprüfung und –weiterentwicklung im deutschen Gesundheitssystem. Ob sich Wiederaufnahmen mittels der Darstellung von Sekundärdaten (GKV-Routinedaten) eignen, um insbesondere die Ergebnisqualität krankenhausübergreifend darstellen zu können, soll in den nachfolgenden Kapiteln anhand von unterschiedlichen Auswertungsansätzen erläutert werden.

2. Typen von Wiederaufnahmen

Um in dieser Arbeit ein einheitliches Begriffsverständnis zu gewährleisten, wird vorab eine wichtige Einteilung der verschiedenen Typen von *Wiederaufnahmen*[3] vorgestellt (siehe Tab.1) und anhand von selbstgewählten Beispielen dargestellt.

Wiederaufnahmen werden nach Swart (2005) in drei unterschiedliche Typen eingeteilt. Sie können „(...) Teil eines geplanten Fallmanagements sein (...)" (Swart 2005, S. 106), indem aufgrund eines natürlichen Behandlungsverlaufs eine *geplante Wiederaufnahme* medizinisch notwendig ist. Als Beispiel wären hier insbesondere onkologische Krankheitsbilder zu nennen, die eine geplante Wiederaufnahme ins Krankenhaus aufgrund von Nachkontrollen erfordern (vgl. AOK-Bundesverband et al. 2007).

Desweiteren können *Wiederaufnahmen ungeplant, aber unabhängig von der vorhergehenden Behandlung* erfolgen. Hierunter könnten zum Beispiel Re-Infarkt Patienten fallen, die zuvor aufgrund eines Myokardinfarktes stationär behandelt wurden. Ein kausaler Zusammenhang zwischen der Erstbehandlung und der Wiederaufnahme kann nicht zugeordnet werden, da auch anderen Ereignisse als ursächlicher Grund eines Re-Infarktes in Betracht kommen könnten (vgl. Swart 2005).

---

[3]   Zur Klassifizierung von Wiederaufnahmen im internationalen Kontext vgl. Halfon et al. (2002).

Als dritten Typus von Wiederaufnahmen charakterisiert Swart (2005) die *ungeplanten Wiederaufnahmen, die auf Qualitätsdefizite hinweisen*. Hierunter fallen alle Patienten, die in Abhängigkeit von der vorhergehenden Behandlung wieder aufgenommen werden. Ein denkbares Beispiel für solche Patienten wäre ein Revisions-Eingriff einer zuvor eingebauten Knie-Endoprothese (vgl. Swart 2005).

Tab.1: Typen von Wiederaufnahmen nach Swart (2005).

Typen von Wiederaufnahmen			
Nr.	Typ	Differenzierung	Beispiel
1	Geplante Wiederaufnahme		Fallmanagement - onkologische Krankheitsbilder
2	Ungeplante Wiederaufnahme,	unabhängig von der vorhergehenden Behandlung	Re-Infarkt bei zuvor behandelten Myokardinfarkt
3		abhängig von der vorhergehenden Behandlung (Qualitätsdefizite)	Revisions-Eingriff bei zuvor eingebauter Knie-Endoprothese

Quelle: Eigene Darstellung nach Swart (2005).

3. Vor- und Nachteile der Messung der stationären (Ergebnis-) Versorgungsqualität mit Sekundärdaten (GKV-Routinedaten)

Im dritten Kapitel werden die in der wissenschaftlichen Literatur angeführten Vor- und Nachteile einer Verwendung von Sekundärdaten zur Messung der Versorgungsqualität vorgestellt und kritisch diskutiert.

In den neueren Diskussionen über eine geeignete Verwendung von Routinedaten zur Qualitätssicherung in der Medizin stehen die GKV-Routinedaten[4] im besonderen Fokus der Wissenschaft (vgl. Heller 2008; Hoffmann et al. 2008; Schwartze & Lüngen 2008). Mit dem Projekt zur Qualitätssicherung zur stationären Versorgung mit Routinedaten (QSR) (vgl. AOK-Bundesverband et al. 2007) wurde erstmals versucht mittels der § 301 SGB V - Daten „(...) Aussa-

---

[4] „GKV-Routinedaten sind Daten der Gesetzlichen Krankenversicherung, die prozesshaft im Rahmen ihrer gesetzlichen, routinemäßigen Aufgaben anfallen, primär also zu Abrechnungszwecken. Damit decken diese Daten den gesamten Bereich der von den Kassen vergüteten medizinischen Leistungen ab" (Swart 2008, S. 7).

gen über die Ergebnisqualität einer medizinischen Behandlung auch über die Zeit im Krankenhaus hinaus, zu treffen" (Zorn 2007, S. A2172). Befürworter des bisherigen Verfahrens zur extern vergleichenden Qualitätssicherung von der Bundesgeschäftsstelle für Qualitätssicherung[5] (BQS) befürchten, dass das mühsam erarbeitete Verfahren zur fairen Vergleichbarkeit der Krankenhäuser untereinander mit der neueingeführten Sekundärdatenanalyse ad acta gelegt werden könnte (vgl. Zorn 2007). Die primären Unterschiede zur Aussagekraft, Methode und Inhalt des BQS- und QSR-Verfahrens zur Messung und Vergleichbarkeit der Versorgungsqualität sollen jedoch nicht Gegenstand dieser Arbeit sein, sodass in den nachfolgenden Unterkapiteln explizit auf die Vor- und Nachteile der Verwendung von GKV-Routinedaten im genannten Kontext näher eingegangen wird.

3.1. Vorteile

Ein wesentlicher Vorteil der GKV-Routinedaten ist der geringe und kostengünstige Erhebungs- und Entwicklungsaufwand zur Generierung der Daten für die Qualitätssicherung. Die Daten wurden bereits für Abrechnungszwecke erstellt und müssen nicht erneut erhoben werden (vgl. Heller 2008; Hoffmann et al. 2008; Schwartze & Lüngen 2008; Zorn 2007).

Desweiteren kann davon ausgegangen werden, dass die Daten eine hohe Vollständigkeit aufweisen, da dies eine Mindestvoraussetzung für kostendeckende Erlöse ist. Systematische Selektionseffekte innerhalb einer Zielpopulation sind daher begrenzt. (vgl. Heller 2008; Hofmann et al. 2008; Schwartze & Lüngen 2008; Zorn 2007).

Neben der hohen Vollständigkeit decken die Daten auch eine große Populationsbreite ab (vgl. Schwartze & Lüngen 2008), sodass nicht nur Aussagen über einzelne Krankenhauspopulationen, sondern vielmehr über ganze Versichertenkollektive getätigt werden können. Grundlage des Versichertenkollektivs bilden personenbezogene Verknüpfungen[6] von Versichertendaten, die für

---

[5]   Seit 2010 ist das AQUA-Institut für angewandte Qualitätsförderung und Forschung im Gesundheitswesen mit der Erfassung der stationären Versorgungsqualität vom Gemeinsamen Bundesausschuss (G-BA) vertraut worden.

[6]   Diese personenbezogenen Verknüpfungen könnten nach Swart (2008) grundsätzlich auch sektorenübergreifen erfolgen, sodass eine Abbildung von Versorgungsverläufen ermöglicht wird.

pro- und retrospektive Längsschnittanalysen genutzt werden können (vgl. Hoffmann et al. 2008; Zorn 2007).

3.2. Nachteile

Zu den Nachteilen einer Verwendung von GKV-Routinedaten zur Abbildung der stationären Versorgungsqualität zählen vor allem, dass die Daten eine zweifelhafte Validität aufweisen könnten, da diese in erster Linie von der Güte, der Systematik des Codiervorgangs abhängig sind und weil unpräzise Definitionen der Codes bestehen (vgl. Hoffmann et al. 2008; Schwartze & Lüngen 2008; Zorn 2007). Ebenso kann es zu möglichen Datenmanipulationen angesichts der Anreize der DRG-Struktur und einer potentiellen ex-post Manipulation bei der Datenübermittlung kommen, die als Resultat zu einer negativen Validität[7] führen würde (vgl. Schwartze & Lüngen 2008).

Ferner sagen die DRGs nichts über die Ermittlung der real entstandenen Kosten bzw. der Kostenunterschiede bei verschiedenen Patienten mit derselben Diagnose aus. Neuartige Versorgungsmodelle und auch Modelle zur Gestaltung der Finanzierung könnten somit nicht eindeutig quantifiziert werden (vgl. Hoffmann et al. 2008).

Grundsätzlich wurden die GKV-Routinedaten zum Zweck der Abrechnung und nicht für spezifische wissenschaftliche Fragestellungen gesammelt. Daraus resultiert, dass die Erfassungstiefe der Variablen[8] nicht genau auf die Fragestellung abgestimmt werden kann (vgl. Hoffmann et al. 2008).

Weiterhin weisen die Routinedaten nur einen begrenzten Informationsgehalt auf. Qualitätsrelevante klinische Details[9] wie Nebendiagnosen[10], Ko-/Multimorbiditäten, kleinere Eingriffe, Behandlungsfehler[11], Verdachtsdiagnosen, Medikationen, und Leistungen aus dem Selbstzahlermarkt sind nicht

---

[7] Vgl. hierzu auch die Validität von Diagnosedokumentationen im internationalen Kontext nach Scott & Ward (2006) und deren kritischen Kommentar von Innes et al. (2006).

[8] Dies gilt insbesondere für die soziodemographischen Merkmale (vgl. Swart 2008). Alternativ werden komplexe Operationalisierungen von Proxy-Variablen mittels einer Scorebildung verwendet (vgl. Hoffmann et al. 2008).

[9] Die Krankheitsschwere ist nicht mitkodiert (vgl. Schwartze & Lüngen 2008).

[10] Dies kann eventuell zu einer schlechten Risikoadjustierung führen, da Nebendiagnosen nicht immer abrechnungsrelevant sind (vgl. Schwartze & Lüngen 2008).

[11] Behandlungsfehler können einen möglichen Hinweis auf Qualitätsdefizite abbilden (vgl. Schwartze & Lüngen 2008).

vollständig vorhanden, sodass deren Einfluss auf die vorhergehende stationären Behandlung nicht bestimmt werden können (vgl. Hoffmann et al. 2008; Schwartze & Lüngen 2008; Swart 2008; Zorn 2007). Insbesondere bei den Nebendiagnosen kann kein zeitlicher Zusammenhang abgeleitet werden, sodass keine Informationen darüber vorliegen, ob die Nebendiagnose erst im Krankenhaus diagnostiziert worden ist, oder ob diese bereits vorher schon bestand (vgl. Schwartze & Lüngen 2008).

Bei der Sekundärdatenanalyse von GKV-Routinedaten kommt es überwiegend zum selection-bias, da häufig nur eine Krankenkasse in die Auswertung eingeschlossen wird. Eine bevölkerungsbezogene Generalisierbarkeit ist folglich nicht unbedingt gegeben (vgl. Hoffmann et al. 2008). Zusätzlich könnten Versicherungswechsel der Patienten zu unerwünschten lost-to-follow-up's und zu einem „incomplete capture of early clinical events"[12] führen.

Darüber hinaus besteht ein eingeschränkter Zugriff auf die GKV-Routinedaten, sodass aufgrund der gesetzlichen Zweckgebundenheit und der noch vorhandenen technischen Schnittstellenprobleme einer Datenintegration der ambulanten mit den stationären Versorgungsdaten limitiert ist, um eine umfassende Analyse des Versorgungsgeschehens zu realisieren (vgl. Zorn 2007). Desweiteren könnten große Datenmengen nach Schwartze & Lüngen (2008) zu Überinterpretationen der statistischen Signifikanz führen.

Die aufgeführten Vor- und Nachteile zur Verwendung von GKV-Routinedaten zur Messung der stationären Versorgungsqualität lassen noch keine abschließende Beurteilung zu, um die Anwendung des vergleichenden Qualitätsindikators „Wiederaufnahmen" mittels Routinedaten zu befürworten oder abzulehnen. Deshalb werden zunächst im nachfolgenden Kapitel potentielle Auswertungsansätze zu Wiederaufnahmeraten und deren Zusammenhang zur stationären Versorgungsqualität vorgestellt.

---

[12]   Die nicht vorhandene Information aufgrund des „incomplete capture of early clinical events" (depletion of susceptibles) führt dazu, dass es sich um eine Prävalenz- und nicht um eine Inzidenzstudie handelt. Potentielle Risikofaktoren können nicht im Kontext mit einer stationären Wiederaufnahme beurteilt werden.

Auswertungsansätze zu Wiederaufnahmen und deren Zusammenhang zur Qualität
der stationären Versorgung
Allgemeine Wiederaufnahmeraten

4. Auswertungsansätze zu Wiederaufnahmen und deren Zusammenhang zur Qualität der stationären Versorgung

Im vierten Kapitel werden einzelne Auswertungsansätze zur Messung der stationären Versorgungsqualität aufgrund von Wiederaufnahmen vorgestellt und die Aussagekraft der einzelnen Auswertungsansätze mittels der drei Wiederaufnahmetypen nach Swart (2005) bewertet.

4.1. Allgemeine Wiederaufnahmeraten

Swart (2005) hat auf der Grundlage der Prozessdaten der AOK Sachsen-Anhalt nach § 301 SGB V für das Jahr 2003 die personenbezogenen Wiederaufnahmeraten[13] ermittelt. Von den rund 860.000 Versicherten wurden 166.438 Versicherte (19,4%) stationär in einem Krankenhaus behandelt. Hiervon waren wiederum 53.533 Patienten (32,2%) mindestens zweimal innerhalb eines Jahres im Krankenhaus. Zusammenfassend ergaben sich für das Jahr 2003 somit 268.120 Krankenhausfälle, von denen 57,9% auf Versicherte zurückzuführen sind, die sich mindestens ein zweites Mal im Krankenhaus behandeln lassen haben (siehe Anhang-Tab.1) (vgl. Swart 2005).

Desweitern differenziert Swart (2005) die Wiederaufnahmen je Fall nach einer Entlassung für die ersten drei Behandlungsquartale im Jahr 2003 in drei Nachbeobachtungszeiträume[14] von 30, 31-90 und 90+ Tagen und bestimmt somit Wiederaufnahmeraten in Abhängigkeit der vorhergehenden Behandlung desselben Jahres (siehe Tab.2).

Der methodische Auswertungsansatz zur Analyse von allgemeinen Wiederaufnahmeraten in Bezug auf die Abbildung der stationären Versorgungsqualität erweist sich als wenig praktikabel (vgl. Swart 2005). Mit der hier dargestellten Form der Auswertung wird nicht nur der Typ der, *„ungeplante Wiederaufnahme in Abhängigkeit der vorhergehenden Behandlung"* erfasst, sondern darüber hinaus auch die anderen beiden Typen, sodass keine kausale Aussage über Qualitätsdefizite aufgrund von den hier dargestellten Wiederaufnahmeraten getätigt werden kann.

---

[13]   Zur Messung der allgemeinen Wiederaufnahmeraten im internationalen Kontext vgl. auch Chambers & Clarke (1990), Milne & Clarke (1990) und Panzer (1991).

[14]   Zum Einfluss der Bestimmung unterschiedlicher Nachbeobachtungszeiträume und deren primären Aussagekraft vgl. auch Heggestad & Lilleeng (2003) und Westert et al. (2002).

Auswertungsansätze zu Wiederaufnahmen und deren Zusammenhang zur Qualität
der stationären Versorgung
Diagnose- und Patientengruppenspezifische Wiederaufnahmeraten

**Tab.2: Wiederaufnahmeraten von stationären Fällen aus dem Quartal I-III/2003 der
AOK Sachsen-Anhalt differenziert nach drei Nachbeobachtungszeiträumen.**

	Fälle	in %
keine Wiederaufnahme beobachtet	103 674	53,9
Wiederaufnahme innerhalb von 30 Tagen	35 610	18,5
Wiederaufnahme innerhalb von 31 bis 90 Tagen	24 374	12,7
Wiederaufnahme später	23 475	12,2
Wiederaufnahme mit Z-Klassifikation*	5 157	2,7
gesamt	192 290	100,0

* z. B. bei Strahlentherapie oder Dialyse; © AOK Sachsen-Anhalt 2003

Quelle: Swart 2005, S. 103, Tab. 2.

Diese Erkenntnis wurde zuvor in Studien und wissenschaftlichen Diskussi-
onspapieren in den 90er Jahren von Autoren aus Großbritannien und den
USA deutlich herausgestellt. Bereits hier gab es die Forderung der klaren
Abgrenzung und Definition der verschiedenen Typen von Wiederaufnahmen
und einer Optimierung des methodischen Vorgehens (adjustierte Index-
Berechnungen[15]), damit Aussagekräftige Vergleiche zwischen einzelnen
Krankenhäusern getätigt werden könne (vgl. Benbassat & Taragin 2000;
Chambers & Clarke 1990; Milne & Clarke 1990; Panzer 1991).

4.2. Diagnose- und Patientengruppenspezifische Wiederauf-
nahmeraten

Ein weiterer Ansatz, um die Versorgungsqualität mittels Wiederaufnahmeraten abzubilden, stellt dass methodische Vorgehen[16], welches Swart (2005) für
diagnose- und patientengruppenspezifische Erkrankungen aufzeigt, dar.

4.2.1. Diagnosebezogen

Bei den diagnosespezifischen Wiederaufnahmeraten wendet Swart (2005)
das Verfahren der allgemeinen Wiederaufnahmeraten mit einem Nachbeo-

---

[15]   Zum methodischen Vorgehen einer der ersten multiplen risikoadjustierten-Index-
Berechnung von Wiederaufnahmen vgl. DesHarnais et al. (1990; 1991).
[16]   Auch hier bilden die § 301 SGB V Daten der AOK Sachsen-Anhalt die Grundlage
des methodischen Vorgehens.

Auswertungsansätze zu Wiederaufnahmen und deren Zusammenhang zur Qualität
der stationären Versorgung
Diagnose- und Patientengruppenspezifische Wiederaufnahmeraten

bachtungszeitraum von 30 Tagen für Krankenhausfälle aus den Quartalen I-III des Jahres 2003 differenziert nach dreistelligen ICD[17] Diagnosen an.

Bei dem diagnosespezifischen Auswertungsansatz zeigt Swart (2005), dass hohe Wiederaufnahmeraten vornehmlich mit onkologischen Diagnosen in Verbindung stehen (vgl. Anhang Tab.2). Aufgrund dessen ist zu vermuten,

„(...) dass die Wiederaufnahmen primär dem naturgesetzlichen Verlauf der Krankheit geschuldet sind oder im Rahmen geplanter Therapien oder zur Nachkontrolle erfolgten" (Swart 2005, S. 103).

Ein Rückschluss auf die Qualität der stationären Versorgung mittels des diagnosespezifischen Auswertungsansatzes kann nicht gezeigt werden (vgl. Swart 2005).

4.2.2. Patienten mit chronischen Erkrankungen

Aus der weniger spezifischen Aussage über diagnosespezifische Wiederaufnahmeraten wurde nach Swart (2005) versucht, patientengruppenspezifische Erkrankungs-Wiederaufnahmen zu generieren, die eine Aussage über die Qualität der stationären Versorgung zulassen sollten.

Hierzu wurde die selektierte Patientengruppe der chronisch Kranken mit den Hauptdiagnosen Diabetes mellitus, Alkoholabusus, Schizophrenie, Depression, Anpassungsstörungen, Herzinsuffizienz, Epilepsie und Pneumonie genauer betrachtet. Eine deutlich höhere Wiederaufnahmerate gegenüber allen Krankenhausfällen wurde bei der spezifischen Erkrankungspopulation nicht identifiziert, „(...) weil chronisch kranke Patienten einen Großteil aller stationär behandelten Patienten ausmachen" (Swart 2005, S. 103). Es wurde aber deutlich, dass chronisch kranke Patienten häufig wegen anderer Hauptdiagnosen stationär aufgenommen wurden (siehe Tab.3).

Auf der Betrachtungsebene der patientengruppenspezifischen Wiederaufnahmen werden

„(...) somit „Drehtürpatienten" erkennbar, bei denen ein hohes Maß an Wiederaufnahmen Hinweise auf Defizite in der ambulanten Versorgung und an der Schnittstelle ambulante/stationäre Versorgung geben könnte" (Swart 2005, S. 103).

---

[17]   ICD = International Classification of Diseases.

Auswertungsansätze zu Wiederaufnahmen und deren Zusammenhang zur Qualität
der stationären Versorgung
Tracerspezifischer Auswertungsansatz im QSR-Projekt

Potentielle Hinweise oder kausale Zusammenhänge zu der vorhergehenden stationären Behandlung und deren Versorgungsqualität können jedoch wie zuvor bei den allgemeinen und diagnosespezifischen Wiederaufnahmeraten nicht identifiziert werden.

Tab.3: Krankenhausaufenthalte von chronisch kranken Patienten mit der gleichen und einer anderen Hauptdiagnose der AOK Sachsen-Anhalt des Jahres 2003.

	Patienten mit mind. 1 stat. Beh.	davon mind. 2 x im KH (%)	durchschnittliche Zahl v. Aufnahmen mit gl. Diagnose	mit and. Diagnose
Diabetes mellitus	5 469	14	1,18	0,99
Alkoholabusus	3 279	29	1,60	0,41
Schizophrenie	812	35	1,61	0,71
Depression	1 289	17	1,20	1,47
Anpassungsstörung	880	15	1,20	1,38
Herzinsuffizienz	6 581	14	1,18	1,14
Epilepsie	1 667	18	1,26	1,17
Pneumonie	4 046	8	1,09	1,25

© AOK Sachsen-Anhalt 2003

Quelle: Swart 2005, S. 103, Tab. 4.

4.3. Tracerspezifischer Auswertungsansatz im QSR-Projekt

Mit dem QSR-Projekt wurde erstmals für Deutschland versucht, mittels Tracerdiagnosen und unter anderem[18] definierten Wiederaufnahmegründen, die als Qualitätsindikatoren[19] dienen sollen, Qualitätsdefizite auch über den Krankenhausaufenthalt hinaus zu erkennen (vgl. AOK-Bundesverband et al. 2007; Heller 2008; Heller et al. 2008).

Das Wort Tracer stammt von dem englischen Begriff „Leuchtspurgeschoss" und Tracerdiagnose ist definiert als

„(...) eine Diagnose, die die Strukturen und Abläufe sowie das Ergebnis der verschiedenen medizinischen Leistungen in der Weise beleuchtet, dass Ergebnisse messbar und sinnvolle Rückschlüsse auf die Qualität der Leistung sowie Verbesserungspotentiale möglich werden" (http://www.benchmarking-qm.de/FachThema/Glossar/#tra [29.07.10].

Im vorliegenden QSR-Projekt war es nicht das Ziel ein potentielles methodisches Vorgehen der Qualitätssicherung mittels § 301 SGB V - GKV-

---

[18]   Desweiteren wurden noch die folgenden Qualitätsindikatoren verwendet: Mortalität, Revisionsraten und andere typische Komplikationen (vgl. Heller et al. 2008).

[19]   Zur Verwendung von Qualitätsindikatoren aus Routinedaten zur Qualitätsmessung vgl. auch Drösler et al. (2007).

Auswertungsansätze zu Wiederaufnahmen und deren Zusammenhang zur Qualität
der stationären Versorgung
Tracerspezifischer Auswertungsansatz im QSR-Projekt

Routinedaten für alle Leistungsbereiche vorzustellen, sondern Tracer mit einer bedeutenden medizinischen, epidemiologischen und ökonomischen Relevanz für die Versorgung in Deutschland auszuwählen (vgl. Heller et al. 2008). Insgesamt wurden zehn Tracer, akuter Myokardinfarkt, Herzinsuffizienz, Schlaganfall, Kolon- bzw. Rektumoperation bei kolorektalem Karzinom, laparoskopische und offene Appendektomie und Hüftgelenks-Totalendoprothese definiert[20]. Aufgrund der individuellen Behandlungsverläufe und einer nicht fallbezogenen Betrachtungsweise wurden nur solche Patienten als Startfälle definiert, die die jeweiligen Tracerbedingungen nicht bereits ein Jahr zuvor aufgewiesen haben. Somit konnten die Startfälle in der späteren Auswertung als Inzidente Fälle angesehen (vgl. Heller et al. 2008) und ein „incomplete capture of early clinical events" reduziert werden. Desweiteren erfolgte eine Risikoadjustierung anhand der Merkmale Geschlecht, Alter, relevante Begleiterkrankungen[21] und zum Teil auch nach verwendeten Prozeduren, die für risikoadjustierte Modelle unter Verwendung von logistischen Regressionen und Varianzschätzungen genutzt wurden (vgl. Heller et al. 2008).

4.3.1. QSR-Studienergebnisse zu ausgewählten Tracerdiagnosen

Für das zuvor genannte tracerspezifische Auswertungsverfahren des QSR-Projektes (vgl. AOK Bundesverband et al. 2007) hat Swart (2005) beispielhaft ausgewählte Wiederaufnahmegründe[22], die als Qualitätsindikatoren dienen sollen (siehe Tab.4), in Zusammenhang mit der vorhergehenden Krankenhausbehandlung differenziert nach unterschiedlichen Nachbeobachtungszeiträumen gesetzt und versucht potentielle Qualitätsdefizite hervorzuheben[23].

Von 2.005 Patienten, die sich eine Knie-Endoprothese haben einbauen lassen, mussten nach zwölf Monaten insgesamt 26 (ca. 1,3%) Patienten einen

---

[20] „Es wurden Tracer ausgewählt, bei denen möglichst wenig Störeffekte bzw. Messfehler auftraten. Schließlich wurden Tracerdefinitionen gewählt, welche unabhängig vom Vergütungssystem funktionieren und Störeffekte minimieren" (Heller et al. 2008, S. 174).

[21] Es wurden nur solche Begleiterkrankungen zur Risikoadjustierung verwendet, die bereits zum Zeitpunkt der Aufnahme in die Analyse bestanden (vgl. Heller 2006).

[22] Zur gesamten Übersicht der tracerspezifischen Wiederaufnahmeanlässe vgl. AOK-Bundesverband et al. (2008, ab S. 96).

[23] Bei der nach Swart (2005) durchgeführten tracerspezifischen Analyse in Anlehnung an das QSR-Projekt nach dem AOK-Bundesverband et al. (2007) wurde keine Risikoadjustierung durchgeführt.

Auswertungsansätze zu Wiederaufnahmen und deren Zusammenhang zur Qualität
der stationären Versorgung
Tracerspezifischer Auswertungsansatz im QSR-Projekt

Revisions-Eingriff in Anspruch nehmen. Für Patienten mit einer operativen Entfernung des Wurmfortsatzes (1.317) kam es nach zwölf Monaten für 1% (15) der zuvor operierten Patienten zu einer erneuten Bauch-Operation. Bei 681 Frauen mit einer Mamma-Operation nach Mamma Ca kam es im gesamten Nachbeobachtungszeitraum zu 12 erneuten Mamma-Operationen. Dies entspricht einem spezifischen Wiederaufnahmerisiko von 1,7%. Patienten mit einem zuvor behandelten Myokardinfarkt (2.340) hatten ein spezifisches Wiederaufnahmerisiko in Form eines Re-Infarktes binnen eines Jahres von 5% (119).

Tab.4: Tracerspezifische Wiederaufnahmen (patientenbezogen) für ausgewählte Diagnosen und Eingriffe im Jahr 2002 der AOK Sachsen-Anhalt nach Swart (2005).

Art des Eingriffs	spezifischer WA-Anlass bzw. -Eingriff	Pat. in 2002	innerh. 1 Mon. (abs.)	nach 2 – 3 Mon. (abs.)	nach 4 – 6 Mon. (abs.)	nach 7 – 12 Mon. (abs.)
Einbau einer Knie-Endo-prothese (OPS 5 – 822)	Revisions-Eingriff (OPS 5 – 823)	2005	3	4	4	15
Appendektomie (OPS 5 – 470)	Bauch-Operation (OPS 5 – 45/- 46/- 47/-54)	1 317	5	1	3	6
Mamma-Operation nach Mamma-Ca (ICD I50 + OPS 5 – 87)	erneute Mamma-Op (OPS 5 – 870)	681	–	2	4	6
Myokardinfarkt (ICD I21/I22)	Re-Infarkt (ICD I21/I22)	2 340*	87	14	9	9

ohne Verlegungen; * ohne Todesfälle im Krankenhaus; à AOK Sachsen-Anhalt 2002 und 2003

Quelle: Swart 2005, S. 104, Tab. 6.

Das methodische Vorgehen des tracerspezifischen Auswertungsmodells nach dem AOK-Bundesverband et al. (2007) kann mit den von ihnen definierten spezifischen Wiederaufnahmegründen, die als Qualitätsindikatoren dienen, potentielle Qualitätsdefizite sichtbar machen. Insbesondere die vorgestellten Prozeduren mit den zuvor definierten Indikatoren der Knie-Endoprothese und der Appendektomie und auch die Mamma-Operation nach Mamma Ca können „ungeplante" Wiederaufnahmen identifizieren. Bei dem Beispiel des Re-Infarktes wird jedoch deutlich, dass es schwierig ist, „(...) Wiederaufnahmen ursächlich auf den vorangegangenen stationären Aufenthalt zurückzuführen" (Swart 2005, S. 104).

Auswertungsansätze zu Wiederaufnahmen und deren Zusammenhang zur Qualität
der stationären Versorgung
Tracerspezifischer Auswertungsansatz im QSR-Projekt

Zusammenfassend muss bei der Analyse tracerspezifischer Wiederaufnahmeraten ein besonderer Fokus auf die definierten Qualitätsindikatoren gelegt
werden, damit Wiederaufnahmen/-raten als *„ungeplant und in Abhängigkeit
der vorhergehenden Behandlung"* angesehen werden können.

4.3.2. Internationale Studienergebnisse zu ausgewählten Tracer-
diagnosen

Internationale Studien zu (tracer-)spezifischen Wiederaufnahmeraten, zu
Krankenhausleistungen[24] und deren Zusammenhang zur Versorgungsqualität
wurden bereits ab 1997 vielfach publiziert, deren Ergebnisse kritisch diskutiert
und die Studienqualität oftmals bemängelt. Insbesondere die wissenschaftliche Diskussion über das methodische Konzept und deren spezifischen Misk-
lassifikationen von Variablen und Confoundern standen dabei bereits ab 1991
im Vordergrund (vgl. Adeyemo & Radley 2007; Ashton & Wray 1996; Halfon
et al. 2002; Hofer & Hayward 1995; Milne 1998; Thomas & Holloway 1991).

Eine Meta-Analyse von Ashton et al. (1997), die 22 klinische Studien[25] zu
verschiedenen Krankheitsbildern einschloss, kam zu dem Ergebnis[26], dass
ein 55% höheres Wiederaufnahmerisiko (OR=1,55) innerhalb von 31 Tagen
nach Entlassung für eine Behandlung bestand, die auf vergleichsweise nied-
rigerem Niveau[27] durchgeführt worden ist. Gleichzeitig betonen Ashton et al.
(1997),

> dass *„(...) Routinedaten dabei deutlich weniger als klinische Informationen
> geeignet [seien], aus Wiederaufnahmeraten Rückschlüsse auf die Versor-
> gungsqualität zu ziehen" (Swart 2005, S. 104).*

Zu einem anderen Ergebnis kommen Benbassat & Taragin (2000), die der
Meinung sind, dass definierte Tracer wie Asthma, Diabetes oder Herzinsuffi-

---

24 Wiederaufnahmen wurden nicht nur als Qualitätsindikator verwendet, sondern
    darüber hinaus auch zur Kontrolle allgemeiner Krankenhausleistungen verwen-
    det. Als ein Beispiel siehe die Studie von Cooper et al. (1999) zu Wiederaufnah-
    men von Intensivstationen und deren Zusammenhang zur Krankenhaus-
    Performance.
25 Die 22 klinischen Studien gliederten sich in sechs Fall-Kontroll-Studien und 16
    Kohortenstudien. Von den 16 Kohortenstudien waren zwei retrospektiv und zwölf
    prospektiv ausgerichtet (vgl. Ashton et al. 1997).
26 Milne (1998) weist bei der Studienauswahl auf einen möglichen publication-bias
    hin, der das Ergebnis verzerren könnte.
27 Ashton et al. (1997) stellten dabei substandard vs. normative care und normative
    vs. exceptional care gegenüber. Zur Validierung der Niveaueinteilung siehe die
    Definitionen nach Ashton et al. (1997).

Auswertungsansätze zu Wiederaufnahmen und deren Zusammenhang zur Qualität
der stationären Versorgung
Tracerspezifischer Auswertungsansatz im QSR-Projekt

zienz dazu geeignet seien Defizite in der Versorgungsqualität aufgrund von spezifischen Wiederaufnahmeanlässe aufzudecken (vgl. Swart 2005). Desweiteren wären nach Benbassat & Taragin (2000) ein hoher Anteil der Wiederaufnahmen durch bessere Patientenschulungen, systematische Entlassungsvorbereitungen und poststationärer Versorgung vermeidbar[28]. In einer Fall-Kontroll-Studie von Patienten mit Herzinsuffizienz kommen Kossovsky et al. (2000) zu gleichen Einschätzungen.

Aber auch nicht auf sekundärdatenaufbauende Studien, wie die von Polanczyk et al. (2001), kommen für Patienten mit Herzinsuffizienz zu dem Ergebnis, dass die Versorgungsqualität im Krankenhaus mit einer signifikant erhöhten Wiederaufnahmerate im Zusammenhang steht.

In einer Fall-Kontroll-Studie nach Weissman et al. (1999) werden hingegen für Patienten mit den Tracerdiagnosen Herzinsuffizienz und Pneumonie keine stark ausgeprägten Zusammenhänge zwischen dem Wiederaufnahmerisiko und der Qualität der vorhergehenden stationären Behandlung festgestellt, sodass potentielle Qualitätsdefizite in der Krankenhausversorgung nicht identifiziert werden konnten (vgl. Swart 2005). Eine retrospektive Kohortenstudie von Luthi et al. (2004) zu dem Zusammenhang von Wiederaufnahmen von Herzinsuffizienzpatienten und der Qualität der stationären Versorgung, die in drei schweizerischen Universitätskliniken durchgeführt worden ist, kommt ebenfalls zu dem Ergebnis, dass Wiederaufnahmen keinen geeigneten Indikator darstellen, um die Versorgungsqualität des Krankenhauses darzustellen (vgl. Luthi et al. 2004).

Für Patienten einer privat-stationären psychiatrischen Einrichtung mit der Tracerdiagnose Depression kommen Byrne et al. (2010) in einer naturalistisch historischen Studie zu dem Resultat, dass Wiederaufnahmeraten dazu geeignet sind die Versorgungsqualität der vorangegangenen stationären Behandlung abzubilden und Assoziationen aufzuzeigen. Gleichzeitig weisen Byrne et al. (2010) auch daraufhin, dass insbesondere der definierte Nachbeobachtungszeitraum bei der Interpretation von tracerspezifischen Wiederaufnahme stark berücksichtigt werden muss (vgl. Byrne et al. 2010).

---

[28]   Zur Übersicht von Gründen einer Wiederaufnahme von älteren Patienten aus Sicht von behandelnden Ärzten und dem Krankenhauspersonal vgl. auch Pearson et al. (2002).

Aktuell wird in den USA, unter der Annahme, dass Wiederaufnahmen innerhalb eines kurzen Nachbeobachtungszeitraumes einen Marker für die Qualität der Behandlung darstellen, über sogenannte *„prediction models"* diskutiert
(vgl. Hasan et al. 2010). Ziel dieser *„Prognose-Modelle"* ist es, Patienten mit
bestimmten Charistika zu identifizieren, die in einem potentiellen Zusammenhang mit einer frühen stationären Wiederaufnahme nach einer Behandlung
stehen könnten. Hasan et al. (2010) erhoffen sich weiterhin, dass sich durch
die Identifizierung der Risikopopulationen für eine erneute Wiederaufnahme,
spezielle Interventionen entwickelt werden, die das Wiederaufnahmerisiko
verringern könnten. Wann diese *„prediction models"* auch in Deutschland
Anwendung finden könnten, hängt weitestgehend von der Anwendbarkeit des
tracerspezifischen Auswertungsansatzes mittels GKV-Routinedaten, deren
Weiterentwicklung und deren Zusammenhangsstärke mit der stationären
Versorgungsqualität ab. Eine gesetzliche Grundlage zur Qualitätssicherung
mittels Routinedaten ist bereits explizit mit dem § 137 SGB V vorgesehen.

5. Diskussion

Die beschriebenen Vor- und Nachteile der Sekundärdatenanalyse sollen im
Zusammenhang mit den vorgestellten **tracerspezifischen Auswertungsansatz des QSR-Projektes** nachfolgend im Kontext der ausgewählten Faktoren
„normative und empirische Grenzwerte", „statistische Power", „Risikoadjustierung", „quantitative Tracerbegrenzung", „sektorale Trennung" und möglicher
„Kausalitätsprobleme" kritisch im fünften Kapitel diskutiert und Limitationen
aufgezeigt werden.

5.1.   Normative und empirische Grenzwerte

Der vorgestellte tracerspezifische Auswertungsansatz weißt spezifische Wiederaufnahmeraten aus, die normativen oder empirischen Grenzwerten ge-
genübergestellt werden müssen. Es muss sich die Frage gestellt werden, ob
die hier vorgestellten Wiederaufnahmeraten als auffällig anzusehen sind oder
nicht. Einen normativen Bewertungsrahmen gibt es bisher noch nicht (vgl.
Swart 2005; 2008).

Desweiteren ist der hier beschriebene Ansatz auf einzelne GKV-Routinedaten einer Krankenkasse beschränkt, sodass krankenkassenübergreifende, risiko-adjustierte Vergleiche bisher noch nicht realisiert wurden (vgl. Swart 2008). Ein kassenübergreifender, risikoadjustierte Vergleich ist aber notwendig, wenn man krankenhausübergreifende Vergleiche bei spezifischen Wieder-aufnahmen durchführen möchte. Aufgrund eines selektierten Versichertenkol-lektivs (selection-bias) würden ansonsten falsch hohe oder auch falsch nied-rige Wiederaufnahmeraten entstehen (vgl. Swart 2008).

5.2. Statistische Power

Aufgrund der Betrachtung von relativ kleinen Patiententeilgruppen/Fallzahlen ergibt sich eine begrenzte statistische Power, wenn einzelne Krankenhäuser betrachtet werden (vgl. Swart 2005; 2008). Als potentielle Lösung schlägt Swart (2005) vor, dass durch eine Verlängerung des Nachbeobachtungszeit-raumes eine größere Fallzahl erreicht werden könnte. Heller et al. (2008) sind der Meinung, dass einzelne Qualitätsindikatoren zu einem *„kombinierten Qualitätsindex"* zusammengefasst werden könnten, um niedrigschwellige Qualitätsindikatoren mit einer höheren Prävalenz zu generieren.

5.3. Risikoadjustierung

Bisher wurden die Risikofaktoren Alter, Geschlecht, Begleiterkrankungen und vereinzelt auch Prozeduren und Operationen bei der Analyse berücksichtigt. Eine Weiterentwicklung der Risikoadjustierungs-Modelle scheint nach Swart (2005; 2008) und Heller et al. (2008) insbesondere für die Variablen Krank-heitsschweregrad (PCCL-Level) und ob eine Diagnose bereits bei Aufnahme vorlag (present on admission indicator) sinnvoll. Hier könnten sich weitere Risikoadjustierungsvariablen an den internationalen Diskussionen zu bereits aufgestellten *„prediction-modells"* orientieren. Die Weiterentwicklung der Risi-koadjustierung scheint unabdingbar, will man Wiederaufnahmen ursächlich auf die vorhergehende stationäre Versorgungsqualität beziehen und nicht auf individuelle Patientencharistika.

5.4. Quantitative Tracerbegrenzung

Die im QSR-Projekt vorgestellten Tracer sind bisher auf sieben limitiert. Damit decken die definierten Tracer weniger als 10% der akutstationären Behandlungsfälle ab (vgl. Heller 2008). Eine Erweiterung von Tracern der interventionellen Kardiologie und Koronarchirurgie sind nach Heller et al. (2008) in Planung. Folglich sind die für Deutschland definierten Tracer stark begrenzt und deren Entwicklung kann im Vergleich zu den internationalen Erfahrungen als minimal eingestuft werden. Vor dem Hintergrund der demographischen Entwicklung sollte insbesondere die Tracerentwicklung für geriatrische Fälle (vgl. Swart 2008) vorangetrieben werden.

5.5. Kausalitätsprobleme ohne Integration zusätzlicher klinischer Informationen

Nach Swart (2005) gibt der tracerspezifische Auswertungsansatz lediglich nur Hinweise auf mögliche Qualitätsdefizite, sodass wie auch bereits die internationalen Erfahrungen gezeigt haben, eine Integration zusätzlicher klinischer Informationen unabdingbar scheinen, um die Versorgungsqualität im Zusammenhang mit den Wiederaufnahmeraten beurteilen zu können. Hoffmann et al. (2008) verweisen hierbei auf die Verbindung von Primär- und Sekundärdaten, um das Versorgungsgeschehen umfassender abbilden zu können. Gleichzeitig betonen Hoffmann et al. (2008) aber auch, dass die unterschiedlichen Datenquellen einer Person unter dem Aspekt der Anonymisierung eindeutig zuzuschreiben sein müssen.

5.6. Sektorale Trennung

Eine notwendige Integration zusätzlicher Datenquellen beinhaltet automatisch eine sektorenübergreifende Datenverbindung. Daten innerhalb des § 301 Datensatzes der Krankenhäuser, teil- und vorstationäre Fälle sowie rehabilitative Leistungen, würden sich problemlos, wenn sie beim gleichen Träger vorliegen, hinzuspielen lassen (vgl. Swart 2005). Darüber hinaus sind aber gerade die ambulanten Daten notwendig (vgl. Swart 2008), um zum Beispiel den *„present on admission indicator"* valide bestimmen, die Behandlung im vertragsärztlichen Sektor nach der stationären Versorgung (vgl. Zorn 2007) wei-

21

ter nachverfolgen und um Tracer und Risikoadjustierungsvariablen exakter definieren (vgl. Heller et al. 2008) zu können.

6. Schlussfolgerung & Ausblick

Zusammenfassend ist festzustellen, dass Wiederaufnahmen mit den heutigen Auswertungsansätzen zur Messung der stationären (Ergebnis-) Versorgungsqualität mit GKV-Routinedaten keinen adäquaten Indikator darstellen, um Vergleiche zwischen einzelnen Krankenhäusern herzustellen, den Patienten eine nutzensteigernde Informationsbasis zur Auswahl des Behandlungsortes zu bieten und um eine Grundlagen für die Vertragsgestaltung (Pay-for-Performance) zwischen Dienstleistern und Versicherern bereit zu stellen. Auch der vom AOK Bundesverband et al. (2007) vorgestellte tracerspezifische Auswertungsansatz zur Identifikation von Qualitätsdefiziten mittels Wiederaufnahmeraten, der sich in Anlehnung an die internationalen Erfahrungen orientiert, kann lediglich Hinweise auf die Ergebnisqualität liefern, aber keine kausalen Zusammenhänge aufdecken.

Gleichwohl ist der Typ *ungeplante Wiederaufnahme aufgrund einer vorhergehenden stationären Behandlung* ein potentiell geeigneter Indikator, um die stationäre Versorgungsqualität abbilden zu können, wenn die folgenden Voraussetzungen zu dem tracerspezifischen Auswertungsansatz mit GKV-Routinedaten (Sekundärdaten) erfüllt werden könnten:

1. Datenintegration zusätzlicher klinischer Informationen muss sektorenübergreifend sichergestellt werden (Hilfsmittel, Heilmittel, Pflegestufen, vertragsärztliche Versorgung, Arzneimittel)

2. Weiterentwicklung der Risikoadjustierungsmodelle um einem potentiellen selection-bias („*present on admission indicator*") vorzubeugen

3. Integration zusätzlicher Tracerdiagnosen, um eine umfassendere Transparenz der Ergebnisqualität gewährleisten zu können

4. Bildung eines kombinierenden Qualitätsindexes, um statistisch aussagefähige Erkenntnisse bei geringen Fallzahlen generieren zu können

5. Definition und Rahmenfestlegung empirischer und normative Grenz-
    werte, um einen einheitlich vergleichenden Maßstab zwischen Kran-
    kenhäusern sicherstellen zu können

6. Datenzusammenführung aller Krankenkassendaten zu einem einheitli-
    chen Datensatz, der eine Vermeidung des *„incomplete capture of early
    clinical events"* bei einem Versicherungswechsel und einem *„lost-to-
    follow-up",* sowie einem grundsätzlichen selection-bias aufgrund des
    jeweiligen Versichertenkollektivs verhindern könnte

Gerade die Voraussetzung Nummer 6 könnte dem Vorhaben einer vergleichenden Ergebnisqualitätssicherung aufgrund von unterschiedlichen Daten-
verarbeitungssystemen der einzelnen Krankenkassen vor erhebliche Proble-
me stellen. Aber gerade ein krankenkassen- und sektorenübergreifender
Vergleich von tracerspezifischen Wiederaufnahmeraten kann erst eine adäquat vergleichende Ergebnisqualität auch über das Ende einer vorangegan-
gen stationären Behandlung und einer vertragsärztlichen Behandlung sicher-
stellen. Unabhängig der Erfüllung von Punkt sechs könnten jedoch auch nach
einer Modifizierung bestehender *„prediction-models"* potentiell wiederauf-
nahmegefährdete Patientengruppen krankenkassenspezifisch identifiziert und
für ein individuelles Fallmanagement gesondert gefördert werden, um einer
erneuten stationären Wiederaufnahme vorzubeugen. Um die sogenannten
„prediction-models" auch für einen Vertragswettbewerb zwischen Krankenkassen und Krankenhäusern nutzen zu können, bedarf es jedoch eines kran-
kenkassenübergreifenden Datensatzes, weil Selektionseffekte einzelner Versichertenkollektive ansonsten nicht berücksichtigt würden.

In Zukunft könnten Krankenkassen frühzeitig gefährdete Wiederaufnahmen
erkennen, sie einem gesonderten Fallmanagement vor erneuter Wiederaufnahme zuführen und die jeweiligen Patienten einem speziell auf die jeweilige
Tracerdiagnose angepassten Interventionsverfahren zur Vermeidung von
erneuten Wiederaufnahmen zuweisen. Dieses spezielle Interventionsverfahren könnte über einen nach § 140a-b SGB V vorgesehenen integrierten Versorgungsvertrag mit den Krankenhäusern zusätzlich vergütet werden. Mit
dem Anreiz des zusätzlichen Vertragswettbewerbs und der vergleichenden
Ergebnisqualität könnten letztlich nicht nur erneute Wiederaufnahmen und
zusätzliche Kosten für Krankenkassen verhindert werden, sondern darüber

hinaus könnten Krankenhäuser aufgrund eines explizit angepassten Interventionsverfahrens zur Vermeidung erneuter Wiederaufnahmen ihre Ergebnisqualität im Bundesvergleich steigern und zusätzlich vergüten lassen. Folglich könnte indirekt eine Vergütung nach dem Pay-for-Performance-Ansatz, der parallel zur DRG-Abrechnung erfolgt, in das bisherige Vergütungssystem integriert werden. Dieser für die Zukunft vorzustellende *„Pay-for-Quality-Ansatz (P4Q)"*[29] muss sich jedoch zunächst den beschriebenen Voraussetzungen anpassen, um als diskussionswürdig und implementierbar angesehen werden zu können.

---

[29]   Vom Autor eingeführte Bezeichnung für das integrierte stationäre Vergütungssystem der vergleichenden Ergebnisqualität innerhalb der Qualitätssicherung.

Anhang

Anhang-Abb.1: Gesundheitsausgaben nach Einrichtungen von 1995, 2000, 2005 und 2006.

Einrichtungen	1995	2000	2005	2006
				in Mrd. Euro
Gesundheitsschutz	1,8	1,8	1,9	1,9
ambulante Einrichtungen	87,0	100,8	115,3	118,6
davon:				
Arztpraxen	27,0	30,8	35,1	36,4
Zahnarztpraxen	14,0	14,7	15,2	15,8
Praxen sonstiger medizinischer Berufe	4,8	5,8	7,0	7,1
Apotheken	23,6	28,2	34,7	34,7
Gesundheitshandwerk/-einzelhandel	12,5	14,1	14,7	15,5
ambulante Pflege	3,9	5,8	7,1	7,4
sonstige Einrichtungen	1,1	1,3	1,6	1,6
stationäre/teilstationäre Einrichtungen	70,9	78,8	87,5	90,1
davon:				
Krankenhäuser	51,1	56,4	62,1	63,9
Vorsorge-/Rehabilitationseinrichtungen	7,6	7,5	7,3	7,4
stationäre/teilstationäre Pflege	12,2	14,9	18,1	18,8
Rettungsdienste	1,7	2,1	2,6	2,6
Verwaltung	11,0	12,7	14,6	14,5
sonstige Einrichtungen und private Haushalte	6,3	7,4	7,3	7,3
Ausland	0,6	0,6	0,9	1,0
Investitionen	7,2	8,3	9,2	9,0
gesamt	186,5	212,4	239,3	245,0

Quelle: Müller & Böhm 2009, S. 23, Abb.4.

Anhang-Tab.1: Patienten und ihre Krankenhausaufenthalte von Versicherten der AOK Sachsen-Anhalt im Jahr 2003

Krankenh.-Aufenthalte	stationär beh. Patienten			Krankenhaus-Fälle			Krankenhaus-Tage		
	n	in %	kum. %	Summe	in %	kum. %	Summe	in %	kum. %
1	112 905	67,8	67,8	112 905	42,1	42,1	1 098 755	41,7	41,7
2	32 889	19,8	87,6	65 778	24,5	66,6	695 644	26,4	68,1
3	11 313	6,8	94,4	33 939	12,7	79,3	370 800	14,1	82,2
4	4 476	2,7	97,1	17 904	6,7	86,0	192 240	7,3	89,5
5	1 945	1,2	98,3	9 725	3,6	89,6	100 935	3,8	93,3
6 bis 10	2 338	1,4	99,7	16 719	6,2	95,8	141 020	5,4	98,7
11 und mehr	572	0,3	100,0	11 150	4,2	100,0	33 866	1,3	100,0
gesamt	166 438	100,0		268 120	100,0		2 633 260	100,0	

Quelle: Swart 2005, S. 103, Tab.1.

Anhang-Tab.2: Diagnosespezifische Wiederaufnahmeraten innerhalb von 30 Tagen nach Entlassung von Krankenhausfällen des Quartals I-III der AOK Sachsen-Anhalt des Jahres 2003.

ICD	Diagnose	Fälle	WA (in %)
C56	Ovarialkarzinom	767	73,0
C92	myeloische Leukämie	224	67,3
C83	diffuses Non-Hodgkin-Lymphom	267	66,9
C90	Plasmozytom	448	65,3
C85	sonstiges Non-Hodgkin-Lymphom	503	64,6
C78	sekundäre bösartige Neubildung der Atmungs- und Verdauungsorgane	744	64,4
O47	frustrane Kontraktionen	380	62,9
C50	Mammakarzinom	2 468	61,3
C91	lymphatische Leukämie	351	61,2
C79	sekundäre bösartige Neubildung an sonstigen Lokalisationen	525	57,0
N20	Nieren- und Ureterstein	1 415	38,1
N13	obstruktive (Reflux-)Uropathie	908	33,0
I35	nichtrheumatische Aortaklappenkrankheiten	380	32,4
I73	sonstige periphere Gefäßkrankheiten	282	29,7
K83	sonstige Krankheiten der Gallenblase	346	28,6

ohne Wiederaufnahmen mit einer Z-Hauptdiagnose; © AOK Sachsen-Anhalt 2003

Quelle: Swart 2005, S. 103, Tab.3.

Literaturverzeichnis

Adeyemo, D.; Radley, S. (2007). Unplanned general surgical re-admissions – how many, which patients and why? Annals of the Royal College of Surgeons of England 2007, 89, 363-367.

AOK-Bundesverband; FEISA; HELIOS Kliniken; WidO (2007). Qualitätssicherung der stationären Versorgung mit Routinedaten (QSR). Abschlussbericht. Bonn: WidO.

Ashton, C. M.; Wray, N. P. (1996). A Conceptual Framework for the Study of early Readmission as an Indicator of Quality of Care. Social Science & Medicine 1996, 43, 11, 1533-1541.

Ashton, C. M.; Del Junco, D. J.; Souchek, J.; Wray, N. P.; Mansyur, C. L. (1997). The Association Between the Quality of Inpatient Care and Early Readmission: A Meta-Analysis of the Evidence. Medical Care, October 1997, 35, 10, 1044-1059.

Benbassat, J.; Taragin, M. (2000). Hospital Readmissions as a Measure of Quality of Health Care. Archives of Internal Medicine 2000, 160, Apr. 24, 1074-1081.

Byrne, S. L.; Hooke, G. R.; Page, A. C. (2010). Readmission: A useful indicator of the quality of inpatient psychiatric care. Journal of Affective Disorders 2010 (Article in Press), doi:10.1016/j.physletb.2003.10.071.

Chambers, M.; Clarke, A. (1990). Measuring readmission rates. BMJ 1990, 301, Nov. 17., 1134-1136.

Cooper, G. S.; Sirio, C. A.; Rotondi, A. J.; Shepardson, L. B.; Rosenthal, G. E. (1999). Are Readmissions to the Intensive Care Unit a Useful Measure of Hospital Performance? Medical Care 1999, 37, 4, 399-408.

DesHarnais, S. I.; McMahon, L. F.; Wroblewski, R. T.; Hogan, A. J. (1990). Measuring Hospital Performance: The Development and Validation of Risk-Adjusted Indexes of Mortality, Readmissions, and Complications. Medical Care 1990, 28, 12, 1127-1141.

DesHarnais, S. I.; McMohan, L. F.; Wroblewski, R. T. (1991). Measuring Outcomes of Hospital Care Using Multiple Risk-Adjusted Indexes. Health Services Research 1991, 26, 4, 425-445.

Drösler, S. E.; Cools, A.; Köpfer, T.; Stausberg, J. (2007). Eignen sich Qualitätsindikatoren aus Routinedaten zur Qualitätsmessung im Krankenhaus? Erste Ergebnisse mit den amerikanischen Indikatoren zur Patientensicherheit in Deutschland. Zeitschrift für ärztliche Fortbildung und Qualität im Gesundheitswesen 2007, 101, 35-42.

Gemeinsamer Bundesausschuss [G-BA] (2009). Richtlinie über Maßnahmen der Qualitätssicherung in Krankenhäusern – QSKH-RL. In der Fassung vom 15.08.2006, zuletzt geändert am 17.12.2009. Veröffentlicht im Bundesanzeiger 2010, S. 830, G-BA.

Halfon, P.; Eggli, Y.; Melle von, G.; Chevalier, J.; Wasserfallen, J.-B., Burnand, B. (2002). Measuring potentially avoidable hospital readmissions. Journal of Clinical Epidemiology 2002, 55, 573-587.

Hasan, M. (2001). Readmission of patients to hospital: still ill defined and poorly understood. International Journal for Quality in Health Care 2001, 13, 3, 177-179.

Hasan, O.; Meltzer, D. O.; Shaykevich, S. A.; Bell, C. M.; Kaboli, P. J.; Auerbach, A. D.; Wetterneck, T. B.; Arora, V. M.; Thang, J.; Schnipper, J. L. (2010). Hospital Readmission in General Medicine Patients: A Prediction Model. Journal of General Internal Medecine 2010, 25, 3, 211-219.

Heggestad, T.; Lilleeng, S. E. (2003). Measuring readmissions: focus on the time factor. International Journal for Quality in Health Care 2003, 15, 2, 147-154.

Heller, G. (2006). Sind risikoadjustierte Analysen mit administrativen Routinedaten möglich? In M. Hey; U. Maschewsky-Schneider (Hrsg.), Kursbuch Versorgungsforschung (S. 252-256). Berlin: Medizinisch- Wissenschaftliche Verlagsgesellschaft.

Heller, G. (2008). Zur Messung und Darstellung von medizinischer Ergebnisqualität mit administrative Routinedaten in Deutschland. Bundesgesundheitsblatt – Gesundheitsforschung – Gesundheitsschutz 2008, 51, 1173-1182.

Heller, G.; Günster, C.; Swart, E. (2008). Perspektiven der Qualitätssicherung mit Routinedaten (QSR). In Klauber, J.; Robra, B.-P.; Schellschmidt, H. (Hrsg.), Krankenhaus-Report 2007 (S.171-184). Stuttgart: Schattauer-Verlag.

Hofer, T. P.; Hayward, R. A. (1995). Can Early Re-Admission Rates Accurately Detect Poor-Quality Hospitals? Medical Care 1995, 33, 3, 234-245.

Hoffmann, W.; Bobrowski, C.; Fendrich, K. (2008). Sekundärdatenanalyse in der Versorgungsepidemiologie. Potentiale und Limitationen. Bundesgesundheitsblatt – Gesundheitsforschung - Gesundheitsschutz 2008, 51, 1193-1201.

Innes, K.; McKenzie, K.; Walker, S. (2006). Public reporting of hospital outcomes based on administrative data: risks and opportunities. The Medical Journal of Australia 2006, 182, 10, 574.

Kossovsky, M. P.; Sarasin, F. P.; Perneger, T. V.; Chopard, P.; Sigaud, P.; Gaspoz, J.-M. (2000). Unplanned Readmissions of Patients with Congestive Heart Failure: Do They Reflect In-Hospital Quality of care or Patient Characteristics? The American Journal of Medicine 2000, oct.1, 109, 386-390.

Luthi, J. C.; Burnand, B.; McClellan, W. M.; Pitts, S. R.; Flanders, W. D. (2004). Is readmission to hospital an indicator of poor process care for patients with heart failure? Quality and Safety in Health Care 2004, 13, 46-51.

Milne, R. (1998). Early readmission to hospital is a valid indicator of low-quality care, Commentary Evidence-Based Health Policy and Management 1998, Sept., 70.

Milne, R.; Clarke, A. (1990). Can readmission rates be used as an outcome indicator? British Medical Journal 1990, nov.17, 301, 1139-1140.

Müller, M.; Böhm, K. (2009). Ausgaben und Finanzierung des Gesundheitswesens. Gesundheitsberichterstattung des Bundes, Heft 45, Robert-Koch-Institut (Hrsg.). Berlin: RKI.

Panzer, R. J. (1991). Hospital Readmissions and Quality of Care. The American Journal of Medicine 1991, 90, 665-666.

Pearson, B.; Skelly, R.; Wileman, D.; Masud, T. (2002). Unplanned readmission to hospital: a comparison of the views of general practitioners and hospital staff. Age and Aging 2002, 31, 141-143.

Polanczyk, C. A.; Newton, C.; Dec, G. W.; Salvo di, T. G. (2001). Quality of Care and Hospital Readmission in Congestive Heart

Failure: An Explicit Review Process. Journal of Cardiac Failure 2001, 7, 4, 289-298.

Schwartze, D.; Lüngen, M. (2008). Messung der Qualität medizinischer Versorgung – Potentiale der Qualitätssicherung mit Routinedaten und Pay-for-Performance Ansätze. Studien zur Gesundheit, Medizin und Gesellschaft Nr. 4/2008, vom 27.10.2008, Institut für Gesundheitsökonomie und klinische Epidemiologie der Universität zu Köln.

Scott, I. A.; Ward, M. (2006). Public reporting of hospital outcomes based on administrative data: risks and opportunities. The Medical Journal of Australia 2006, 184, 11, 571-575.

Statistisches Bundesamt (2009). Gesundheit – Kostennachweis der Krankenhäuser 2008. Fachserie 12, Reihe 6.3 . Wiesbaden: Statistisches Bundesamt.

Statistisches Bundesamt (2010). Gesundheit – Grunddaten der Krankenhäuser 2008. Fachserie 12, Reihe 6.1.1 . Wiesbaden: Statistisches Bundesamt.

Swart, E. (2005). Was sagen uns Wiedereinweisungen über die Qualität der stationären Versorgung? Das Gesundheitswesen 2005, 67, 101-106.

Swart, E. (2008). Verfügbarkeit und Nutzenpotenziale von GKV-Routinedaten zur Steuerung des Versorgungsgeschehen. Workshop Kompetenz-Centrum Geriatrie, Hamburg, 18.11.2008, Folien 1-47, verfügbar unter: http://infomed.mds-ev.de/sindbad.nsf/8c16baf19063b76100256a5f00412117/348ab8 9af00f9892c1257508002f2285/$FILE/18-11-08_workshop-kcg_swart.pdf [16.06.2010].

Thomas, J. W.; Holloway, J. J. (1991). Investigating Early Readmission as an Indicator for Quality of Care Studies. Medical Care 1991, 29, 4, 377-394.

Weissmann, J. S.; Ayanian, J. Z.; Chasan-Taber, S.; Sherwood, M. J.; Roth, C.; Epstein, A. M. (1999). Hospital Readmissions and Quality of Care. Medical Care 1999, 37, 5, 490-501.

Westert, G. P.; Lagoe, R. J.; Keskimäki, I.; Leyland, A.; Murphy, M. (2002). An international study of hospital readmissions and relates utilization in Europe and the USA. Health Policy 2002, 61, 269-278.

Zorn, U. (2007). Routinedaten noch keine Alternative zum BQS
   Verfahren. Deutsches Ärzteblatt 2007, 104, 31-32, A2172-A2174.

Rechtsquellen:

Sozialgesetzbuch Fünftes Buch [SGB V], in der Fassung der Bekannt-
machung vom 14.04.2010, veröffentlicht im Bundesgesetzblatt (BGBl) I
S. 410, Stand: 25.07.2010.

Internetquellen:

http://www.benchmarking-qm.de/FachThema/Glossar/#tra [Stand:
29.07.2010].